AF586818

DE LA PROPHYLAXIE

DES

MALADIES INFECTIEUSES

PAR LA

VACCINE ANIMALE

Communication faite le 20 Juin 1895 à la Société de médecine et de chirurgie pratiques

PAR MM.

Jules JASIEWICZ

Officier d'Académie
Membre des Sociétés de Thérapeutique, de Médecine et de Chirurgie pratiques
Correspondant de la Société des Sciences physiques, naturelles et climatologiques d'Algérie
Médecin-Inspecteur des Écoles, etc.

ET

DUBOUSQUET-LABORDERIE

Officier de l'Instruction publique
Membre des Sociétés de Médecine et de Chirurgie pratiques, de Thérapeutique
Médecin-Inspecteur des Écoles et Délégué des épidémies, etc.

CLERMONT (OISE)
IMPRIMERIE DAIX FRÈRES
3, PLACE SAINT-ANDRÉ, 3

1895

DE LA PROPHYLAXIE

DES

MALADIES INFECTIEUSES

PAR LA VACCINE ANIMALE

PAR MM.

Jules JASIEWICZ et DUBOUSQUET-LABORDERIE

Les découvertes bactériologiques et l'hygiène. — La vaccine et l'hygiène. — Rapports des maladies infectieuses avec la vaccine. — Statistiques. — Action prophylactique générale de la vaccine. — De la réceptivité du jeune âge aux maladies infectieuses. — Conclusions. — Réponse aux objections.

I

« Les découvertes bactériologiques, écrivait l'un de nous il y a quelques années (1), n'ont pas révolutionné la science thérapeutique ; elles ne sont point toutefois demeurées stériles, car elles nous ont montré avec netteté le but à atteindre. La médecine prophylactique a reçu ainsi une consécration nouvelle et, nous l'espérons, les efforts des médecins-hygiénistes, secondés par les gouvernements intéressés à la santé publique, seront peut-être enfin couronnés par le succès. Déjà, maintenant, nous sommes en droit de nous féliciter d'avoir opposé quelque obstacle aux ravages des maladies infectieuses et surtout d'avoir restreint la fréquence et la diffusion d'épidémies meurtrières.

« Mais les mesures hygiéniques deviennent trop souvent impuissantes ; malgré toutes nos prévisions, notre sollicitude est fréquemment déjouée, lorsque, soudain, sans que nous puissions toujours expliquer les motifs de ces nouvelles agressions, les maladies zymotiques envahissent une province, se cantonnent dans une ville, règnent dans un quartier ou déciment la population d'un cercle encore moins étendu.

« Alors, que faire ? Evidemment redoubler de sévérité dans l'application des règles de l'hygiène, isoler les malades. Nous arrivons ainsi à arrêter la marche du fléau, à contenir l'activité des contages, à limiter le nombre des sujets frappés.

« Mais sommes-nous toujours les maîtres de la situation ? De nombreuses considérations n'empêchent-elles point parfois l'obéis-

(1) Jasiewicz : Prophylaxie des maladies infectieuses par la vaccine (*Bulletins et Mémoires de la Société de médecine pratique* 1890, p. 453-461.)

sance aux prescriptions les plus salutaires ? Ne sommes-nous pas, dans bien des circonstances, désarmés en présence des intérêts privés à sauvegarder et de l'impossibilité d'une action énergique? Aussi, en dehors des moyens vraiment puissants mis à notre disposition par la science contemporaine, nous avons le devoir de recourir à tous les procédés capables de protéger la société et les individus. »

Ces réflexions n'ont rien perdu de leur actualité, et, aujourd'hui comme alors, nous proposons d'enrayer le développement des maladies infectieuses par l'inoculation dans l'organisme d'un virus susceptible de modifier suffisamment la vitalité des cellules et de les rendre inaptes, au moins pour un certain temps, à une autre imprégnation morbide ; autrement dit, nous préconisons l'influence préservatrice de la vaccine, non pas seulement contre la variole, mais encore contre toute affection zymotique, et plus particulièrement contre les maladies que la clinique et la bactériologie rapprochent plus ou moins de la petite vérole et de la vaccine par les caractères symptomatiques et anatomo-pathologiques, autant que par la nature de l'infection.

Ce n'est pas là une innovation, puisque plusieurs savants ont déjà tenté d'immuniser l'individu contre certaines maladies par l'inoculation d'une matière vaccinante d'origine différente. Nous avons rappelé ces tentatives, qui justifient notre proposition.

Toutefois, nous ne sommes pas d'avis, jusqu'à nouvel ordre, d'employer chez l'homme les virus atténués ou les sérums d'animaux immunisés, parce que ces substances, ces vaccins, si l'on peut par dérivation leur appliquer une pareille dénomination, sont loin d'être exempts de danger, comme le prouvent, pour ne citer que celles-là, les recherches récentes sur l'action prophylactique du sérum de Behring ou de Roux.

On ne doit pas en effet confondre ces produits immunisateurs avec la vaccine, maladie naturelle empruntée à l'espèce animale et cultivée dans l'organisme humain, afin de lui conférer une immunité plus ou moins durable contre la variole.

Ce sont des faits cliniques, aussi bien que des considérations de pathologie générale sur les rapports des maladies infectieuses entre elles et sur les transformations morbides, qui nous ont amenés à conseiller la pratique de la vaccine comme méthode de prophylaxie générale. Avant de vous présenter de nouveaux faits, nous résumerons les considérations en quelque sorte théoriques.

II

La vaccine, nous le savons, procure l'immunité contre elle-même, contre la variole et ses différentes formes ; elle protège aussi les jeunes chiens contre la maladie dite des chiens, ainsi qu'il résulte des recherches déjà anciennes de Sacco, de Viborg, de Jenner, de Spinola, et des observations plus récentes de Trasbot, de Bouchard, de Mougeot, dont nous rappelions, il y a quelques mois, les conclusions très affirmatives.

Pourquoi cette même lymphe vaccinale, active dans certains cas, ne produirait-elle pas aussi l'immunité, plus ou moins prolongée, contre d'autres maladies ? La différence d'origine du vaccin n'indique pas nécessairement la diversité d'action, si nous en jugeons par l'action de la vaccine elle-même, ou par les tentatives des auteurs avec les produits microbiens, ou encore par l'influence préservatrice du virus rabique contre le venin des serpents. D'autre part, les espèces morbides ne sont pas aussi nombreuses que le ferait croire la description des microorganismes pathogènes, et les maladies infectieuses, comme nous l'avons soutenu dans nos communications, peuvent se transformer, en passant d'un sujet à l'autre, selon les conditions générales, locales, individuelles, etc., qui préparent le terrain. La question de l'infection hétérogène ou des transformations morbides par changement de milieu, développée par nous au point de vue clinique, a en fait reçu la consécration des bactériologues nous montrant des maladies en apparence différentes engendrées par le même bacille ou une même maladie produite par des microbes différents.

Or, s'il en est ainsi que l'observation clinique et les recherches microbiologiques nous poussent à l'admettre, pourquoi les atteintes d'une maladie ne préserveraient-elles pas, au moins pour un certain temps, contre une autre infection ? Pourquoi la vaccine, tant que l'organisme reste soumis à son influence tutélaire, ne conférerait-elle pas l'immunité contre des maladies, telles que la rougeole, la scarlatine, la coqueluche, etc., autres que la variole, le cow-pox, la maladie des jeunes chiens ?

Les faits n'interdisent nullement une pareille hypothèse, que permettait déjà de poser l'étude des rapports de la vaccine avec les maladies infectieuses.

Ainsi, la rougeole, la scarlatine, en général toutes les affections exanthématiques, les maladies parasitaires de la peau influent sur l'évolution de la vaccine, dont les effets sont atténués ou même annihilés ; les fièvres dites inflammatoires en troublent aussi le processus et l'empêchent d'être préventive ; dans la convalescence des maladies graves, comme l'enseignait déjà Lüders (1), le terrain perd de sa réceptivité pour elle ; etc. Et Longet se croyait-il en droit de conclure (2) que :

« 1° Tout état morbide, ayant un retentissement plus ou moins profond sur les principales fonctions de la vie organique, exerce une influence manifeste défavorable sur l'évolution de la vaccine.

(1) Versuch einer kritisch. Geschichte der bei Vaccinirten beobacht. Menschenblattern, Altona, 1824.

(2) Vaccine, vaccination (Dictionnaire encyclopédique des sciences médicales, 5e série, II T., 1re partie.)

« 2° Il convient, pour se placer dans les meilleures conditions de succès, de ne pratiquer les vaccinations que chez des sujets jouissant d'une santé parfaite (c'est-à-dire n'ayant pas été depuis un certain temps soumis à l'influence de quelque maladie infectieuse) au moment de cette opération.

Mais ces propositions classiques, qui trouvent leur explication dans le vieil adage que l'organisme ne peut être affecté de deux maux à la fois, concordent avec ce que les auteurs et nous-mêmes nous avons observé d'autre part ; seulement, dans les conditions où nous devons nous placer, ce n'est pas la maladie la plus grave qui procurera l'immunité, mais la maladie inoculée la première. Et si, par exemple, le streptocoque pyogène et le pneumocoque de Friedlaender, contrarient l'évolution du charbon ou de la diphtérie (1) ; si la vaccine prévient les atteintes de la maladie des chiens, du cow-pox, de la variole, etc. ; si la scarlatine et la rougeole mettent obstacle au processus vaccinal, il n'est pas moins logique d'admettre que la vaccine s'oppose à l'envahissement des organes par les germes pathogènes de la rougeole, de la scarlatine, de la grippe, de la coqueluche, etc. Sous l'influence en effet d'une imprégnation morbide antérieure, le terrain perd de sa réceptivité pour la vaccine ou pour une autre maladie, et les conclusions classiques de M. Longet, renversées, n'en restent pas moins légitimes, d'autant plus qu'elles se trouvent ratifiées par l'expérience clinique.

III

Dans notre communication du 4 février 1892 (2), nous constations déjà que, sur un total de 312 enfants revaccinés (dont 187 avec succès), 47 (15.38 %) avaient été affectés de maladies diverses, et que, sur 982 écoliers non revaccinés ou revaccinés sans succès, il avait été observé 298 malades, soit 30.34 %.

Dans un travail présenté, le 10 janvier 1895, à la Société de médecine et de chirurgie pratiques (3), après avoir mentionné les résultats des revaccinations pratiquées, le 7 novembre 1894, dans les écoles communales de Saint-Ouen, recherchant les causes de la diminution de la morbidité et de la mortalité à Paris pendant l'année 1894, nous concluions, en nous appuyant d'une part sur la statistique officielle, d'autre part sur nos recherches antérieu-

(1) Bouchard : Thérapeutique des maladies infectieuses, XVᵉ leçon, Paris, 1889.

(2) Jasiewicz : Vaccination et revaccination : statistiques, causes de l'immunité, action prophylactique, action thérapeutique. (*Bull. et Mém. de la Société de Médecine pratique*, 1892, p. 148-163.)

(3) Jasiewicz et Dubousquet-Laborderie : Vaccination et immunité ; statistiques relatives à la revaccination dans les écoles communales de Saint-Ouen ; causes de la diminution de la morbidité et de la mortalité à Paris en 1894 ; de la vaccination par le cow-pox comme méthode de prophylaxie générale. (*Journal de médecine de Paris,* 3 février 1895, p. 74.)

res (1), que, dans une certaine mesure, la vaccine avait contribué à mettre obstacle aux progrès des maladies zymotiques. Nous ajoutions ces quelques lignes vers la fin de cette étude : « D'ailleurs, un relevé récent dressé par les directeurs et les directrices des écoles communales de Saint-Ouen plaide fortement en faveur de l'action prophylactique générale de la vaccine ; de ce relevé il ressort en effet que les enfants revaccinés avec succès ont donné une proportion de malades bien supérieure à celle du restant de la population scolaire ; que même les revaccinés sans résultat positif, tout en présentant plus de maladies que les précédents, ont été beaucoup moins affectés que les non revaccinés. »

Nos précédentes constatations sont confirmées par l'enquête sur les maladies qui, de novembre 1894 à la fin d'avril 1895, ont atteint les élèves des écoles communales ressortissant à l'inspection médicale du docteur Dubousquet dans la ville de Saint-Ouen.

Les statistiques suivantes ont été établies, sous notre contrôle, par le directeur et par les directrices de ces institutions primaires ; il convient donc de remercier M. Lesenne et MMes Lamare, Aubert-Castillon et Roth-Collet d'un concours, sans lequel il nous eût été à peu près impossible de consigner les résultats de notre enquête.

Les maladies, dont les enfants de ces écoles ont été affectés, ont été relevées pendant à peu près six mois, c'est-à-dire depuis le 7 novembre 1894, date des dernières revaccinations, jusqu'au 30 avril 1895. Il eût été intéressant de poursuivre les recherches dans le même sens durant plusieurs mois encore, mais cette période de temps nous a paru suffisante à la démonstration de notre thèse, d'autant plus que la durée de l'immunité acquise, à en juger par nos observations, comme par la fréquence de la récidive des fièvres zymotiques et par la proportion élevée des succès des revaccinations, surtout chez les plus jeunes enfants, est beaucoup plus courte qu'on le pensait jusqu'à ce jour. Nous nous sommes déjà expliqués sur ce sujet, et les travaux les plus récents viennent complètement à l'appui de cette manière de voir. Il nous suffit de rappeler les expériences de Behring sur l'action prophylactique du sérum antidiphtérique, dont la durée d'immunisation est à peine de quelques semaines (2), ou encore celles relatives aux différents sérums, qui ne confèrent qu'une immunité temporaire persistant de deux à six semaines.

Quoi qu'il en soit, des 1.576 enfants formant en moyenne la population des écoles soumises à l'inspection médicale du docteur

(1) Jasiewicz : Vaccination et revaccination (*Bull. et Mém. de la Société de Médecine pratique*, 1890, p. 1349) ; Note sur la vaccination et l'immunité (*Ibid.*, 1891, p. 63-72) ; Vaccine et maladies infectieuses (*Ibid.*, 1891, p. 325) ; Immunité contre les maladies infectieuses par la vaccine animale (*Ibid.*, 1891, p. 861).

(2) V. par ex. le nº 23 (9 juin 1895) du *Journal de médecine de Paris* : *Ce que disent les adversaires de la sérothérapie* (p. 351-353), où se trouvent rappelées ces expériences.

Dubousquet, 156 avaient été revaccinés avec succès, le 7 novembre 1894, et ont donné 42 cas de maladie, soit 26.92 % ; 476 avaient été revaccinés sans succès et ont présenté 134 cas de maladie ou 28.15 % ; on en a compté plus de 504, c'est-à-dire plus de 53.49 %, parmi les 944 non revaccinés à cette époque.

Tableau I.

Maladies (1)	156 revac. avec succès.	476 revac. sans succès.	944 non revaccinés.
Maux d'oreilles	»	»	N (2)
Mal de gorge	4	12	27
Angine	1	1	3
Abcès de la gorge	»	»	1
Croup	1	»	»
Rougeole	3	9	84
Scarlatine	»	»	4
Coqueluche	»	»	1
Fièvre typhoïde	»	»	2
Fièvre muqueuse	»	1	3
Fièvre (?)	1	»	1
Fièvre de croissance	»	1	1
Oreillons	»	3	12
Bronchite	4	9	115
Bronchite chronique	2	1	1
Rhume	1	7	69 + N
Grippe	4	14	18
Impétigo, gourme	7	11	98
Dartres	»	»	10
Adénite cervicale	»	1	»
Maux d'yeux	»	2	13 + N
Anémie	2	3	»
Rhumatisme	»	»	2
Rachitisme	»	1	»
Maladie de cœur	»	»	1
Fluxion de poitrine	»	1	»
Embarras intestinal	»	1	»
Abcès	»	»	1
Teigne	»	1	»
Méningite	»	»	4
Indispositions, accidents	13	54	31 + N
Maladive	»	1	1
Affection nerveuse	»	»	1
Total	42 ou 26.92 %	134 ou 28.15 %	504 + N ou plus de 53.49 %

(1) D'après le diagnostic des médecins traitants.
(2) Cas nombreux ; n'ont pas été calculés.

Quelques-uns des chiffres de la troisième colonne sont approximatifs, un grand nombre d'enfants de l'école maternelle, non astreints à la régularité, ayant été affectés de maux d'oreilles, de rhumes, de maux d'yeux, d'indispositions légères, dont la directrice n'a pas réussi à faire le compte exact. Le résultat n'en reste pas moins digne de retenir l'attention.

IV

Le tableau I reproduit tous les cas de maladie constatés sans distinction de leur nature. Il importe d'en examiner quelques-uns à part.

Ainsi, parmi les enfants revaccinés avec succès, nous avons noté 2 cas de rougeole (1.28 %) ; parmi les élèves revaccinés sans succès : 9 (1.89 %), et parmi les non revaccinés : 84 (8.89 %). L'épidémie rubéolique a sévi en novembre et en décembre ; des 95 cas signalés, 67 se sont produits pendant ces deux mois. L'école maternelle, dont aucun enfant n'avait été revacciné, a été particulièrement touchée : 74 cas, alors que l'école de filles de Cayenne n'en a eu que 7 (2 revaccinées avec succès, 2 revaccinées sans succès, 3 non revaccinées), et l'école de garçons de la même section : 11 (0 revacciné avec succès, 5 revaccinés sans succès, 6 non revaccinés). Dans l'école de filles de la gare, plus éloignée du centre de l'épidémie, il n'y a eu que 3 cas de rougeole (0 revaccinée avec succès, 2 revaccinées sans succès, 1 non revaccinée). Notons que seuls les enfants les plus jeunes, appartenant aux classes inférieures, ont été atteints par cette fièvre exanthématique.

Sauf 1 cas de croup chez une toute jeune élève de l'école des filles de Cayenne, aucun des enfants, chez lesquels l'opération préventive a été suivie d'un résultat positif, n'a été malade de la scarlatine, de la coqueluche, de la fièvre muqueuse ou de la fièvre typhoïde. Parmi les enfants revaccinés sans succès, un seul cas de fièvre muqueuse a été observé chez un des élèves de l'école de garçons. Chez les écoliers non revaccinés, il a été constaté 4 cas de scarlatine, 1 de coqueluche, 2 de fièvre typhoïde, 3 de fièvre muqueuse. Dans les diverses écoles, ce sont toujours les plus jeunes qui ont apporté le plus fort contingent à la maladie.

12 élèves non revaccinés ont été soignés pour les oreillons, dont ont également souffert 3 enfants revaccinés sans succès ; il ne s'en est pas rencontré de cas chez les revaccinés avec succès.

En ce qui concerne les angines, les maux de gorge et les abcès de la gorge, il a été enregistré : 5 cas chez les revaccinés avec succès, 13 cas chez les revaccinés sans succès et 31 chez les non revaccinés.

Pendant le trimestre février-mars-avril, la grippe a été la maladie dominante. Un grand nombre de cas, inscrits sous la rubrique bronchite ou rhume, se rapportent à cette affection. Mais, pendant le trimestre novembre-décembre-janvier, surtout durant les deux premiers mois, les rhumes et les bronchites ont plutôt subi l'influence de la rougeole, dont ils ont constitué une forme plus ou moins atténuée. Chez certains sujets, la bronchite a suivi l'impétigo. Quoi qu'il en soit, si nous admettons la nature infectieuse de ces bronchites, de ces rhumes et de la grippe, nous trouvons que, parmi les revaccinés avec succès, 9 (5.76 %), ont présenté les symptômes d'une de ces trois maladies, alors que, parmi les revaccinés sans succès, nous en avons compté 30 (6.30 %) et, parmi les non revaccinés, plus de 202 (plus de 21.38 %). La vaccine paraît donc avoir exercé une influence préservatrice contre la grippe, ou encore contre le rhume et la bronchite, ces dernières maladies ayant été, dans de nombreux cas, la manifestation plus ou moins atténuée, plus ou moins fruste de la rougeole ou de l'influenza.

Si nous considérons maintenant l'impétigo, affection générale de nature infectieuse à complications exanthématiques et énanthématiques, nous verrons encore que la vaccine n'a probablement pas été dépourvue d'une certaine action prophylactique, puisque, chez les enfants revaccinés avec succès, 7 (4.48 %) ont été éloignés de l'école pour impétigo, 11 (2.31 %) parmi les revaccinés sans succès, et 98 (10.38 %) parmi les non revaccinés.

Le tableau I est intéressant à étudier ; mais évidemment, au point de vue de la démonstration de notre thèse, nous n'avons à nous préoccuper que des maladies, dont la nature infectieuse est plus nettement établie. Or, ces maladies nous donnent les proportions suivantes :

TABLEAU II.

Maladies.	Revaccinés avec succès.	Revaccinés sans succès.	Non revaccinés.
Rougeole	1.28 %	1.89 %	8.89 %
Angines, maux et abcès de la gorge	3.20	2.73	3.28
Oreillons	0.00	0.65	1.27
Croup	0.64	0.00	0.00
Scarlatine	0.00	0.00	0.42
Coqueluche	0.00	0.00	0.10
Fièvre typhoïde	0.00	0.00	0.21
Fièvre muqueuse	0.00	0.21	0.31
Grippe, bronchite, rhume	5.76	6.30	21.38 + N
Impétigo, gourme	4.48	2.31	10.38

La moyenne de ces chiffres donne pour les premiers 1.536 %, pour les seconds 1.409 %, et pour les troisièmes 4.624 %.

On remarquera incidemment que, sur une population de près de 1.600 enfants, un seul a été atteint de diphtérie. Ce fait indique combien a été bénigne, pendant cet hiver, la diphtérie, dont la mortalité, à Paris, est descendue au-dessous de la moyenne.

V

Nous avons d'abord relevé toutes les maladies qui ont tenu nos jeunes sujets éloignés de l'école (tableau I), puis nous avons indiqué le pourcentage des maladies infectieuses ou supposées telles (tableau II) pour les trois séries d'enfants répartis dans les quatre écoles communales de Saint-Ouen du ressort de l'inspection médicale de Dubousquet. Les tableaux III et IV comprennent, le premier, la statistique des maladies infectieuses dans les trois écoles où ont été pratiquées les dernières revaccinations ; le second, le relevé des cas analogues dans l'asile, dont les élèves n'ont pas été revaccinés.

Tableau III.

Maladies.	156 revac. avec succès.	476 revac. sans succès.	694 non revaccin.
Croup	1	»	»
Mal de gorge	4	12	27
Angine	1	1	3
Abcès de la gorge	»	»	1
Rougeole	2	9	10
Scarlatine	»	»	2
Coqueluche	»	»	1
Fièvre typhoïde	»	»	2
Fièvre muqueuse	»	1	3
Oreillons	»	3	»
Bronchite	4	9	69
Grippe	4	14	18
Impétigo	3	9	11
Total	19	58	147
	ou 12.17 %	ou 12.18 %	ou 21.18 %

Tableau IV.

Maladies.	Non revacc.
Rougeole	74
Scarlatine	2
Oreillons	12
Bronchite	46
Impétigo, gourme	87
Total	221
	ou 88.80 %

Les proportions mentionnées dans le tableau III diffèrent peu de celles indiquées dans le tableau II ; elles témoignent, croyons-nous, de l'influence très nette de la vaccine, surtout si nous en rapprochons le résultat constaté chez les petits enfants de l'asile. Ces derniers sujets ont été touchés en plus grand nombre parce qu'ils n'avaient pas été revaccinés et aussi parce que leur jeune âge les rend plus accessibles à l'invasion des germes morbigènes. Ce qui rend ce dernier tableau plus intéressant, c'est ce fait qu'en 1892 les enfants de l'asile revaccinés avaient donné 0.00 % de maladies.

Dans l'école maternelle, aussi bien que dans les trois autres écoles, l'influence de la vaccine apparaît bien réelle. Nous ne voyons pas, en effet, quelle autre cause on pourrait invoquer pour expliquer l'immunité relative des enfants revaccinés avec ou sans succès et la réceptivité des non revaccinés, alors que tous sont soumis aux mêmes conditions d'existence et de contamination.

Les statistiques relatives à chaque école en particulier ne sont pas moins curieuses. Ainsi, dans l'école de garçons (Cayenne), les 37 revaccinés avec succès ont eu 16 cas de maladie : 1 mal de gorge, 2 bronchites chroniques, 13 indispositions légères, soit, étant considéré le mal de gorge comme seule maladie infectieuse : 2.77 % de maladies. Les revaccinés sans succès (150) ont donné 70 maladies : 4 maux de gorge, 5 rougeoles, 1 fièvre muqueuse, 2 oreillons, 1 grippe, 1 adénite cervicale, 1 rachitisme, 1 teigne, 54 indispositions passagères, soit, en ne comptant que les maux de gorge, les rougeoles, la fièvre muqueuse, les oreillons et la grippe : 8.66 %, et les 147 non revaccinés, 42 cas de maladies : (1 abcès de la gorge, 3 angines, 6 rougeoles, 1 fièvre muqueuse, 1 fièvre typhoïde, 1 bronchite chronique, plus de 29 indispositions passagères, ou, pour la même série de maladies : 8.16 %.

L'école de filles de la gare a fourni pour l'ensemble des maladies : 1° 84 revaccinées avec succès : 13 cas ou 15.47 % ; 2° 199 revaccinées sans succès : 30 cas ou 15.07 % ; 3° 339 non revaccinées : 105 cas ou 30.97 %. Si nous n'examinons que les maladies réputées infectieuses, les proportions deviennent les suivantes : 1° 13.09 %, 2° 12,56 %, 3° 30.38 %.

Ecole de filles de Cayenne : 1° 35 revaccinées avec succès : 37.14 % ; 2° 102 revaccinées sans succès : 33.33 % ; 3° 208 non revaccinées : 24.54 % de maladies, quelle qu'en soit la nature, et, en ne calculant que les maladies infectieuses : 1° 20 % ; 2° 19.60 % ; 3° 16.34 %.

On remarquera que, dans cette école, nous avons obtenu des résultats absolument en contradiction avec les précédents. Nous aurions pu donner quelque explication de cette exception à la règle admise par nous ; mais, sans entrer dans d'autres détails, nous reconnaissons tout simplement, comme nous l'avons si souvent répété, que la vaccine ne peut donner une garantie d'immunisation, si d'autres facteurs ne sont pas mis en jeu, et qu'il n'est pas étonnant que son action soit parfois nulle ou insuffisante, alors que nous savons qu'elle reste impuissante, dans bien des cas, à assurer l'immunité contre la variole elle-même.

VI

Avant de résumer nos conclusions, nous présenterons encore quelques réflexions suggérées par les renseignements détaillés que nous ont communiqués nos collaborateurs.

Les fillettes, atteintes de rougeole, de scarlatine, de coqueluche et de fièvre muqueuse (Ecole de Cayenne) appartenaient toutes à la 6e classe, qui comprend les plus jeunes élèves. Il en a été de même pour les garçons (même section), affectés de rougeole et de fièvre muqueuse. Cette prédisposition morbide a été encore plus marquée chez les enfants de l'école maternelle, où les plus jeunes ont été le plus fréquemment frappés. Ce fait explique les nombreux succès (66 %) obtenus lors de la revaccination des élèves de l'asile. Ces jeunes sujets prennent en effet la vaccine aussi facilement qu'ils sont atteints par les fièvres éruptives. Le jeune âge constitue donc une prédisposition à l'invasion des maladies. Personne ne l'ignore, mais il est utile de le rappeler, afin de ne négliger aucune des mesures propres à fortifier l'organisme et à le mettre à l'abri des contages, surtout à cette époque de la vie.

La vaccine, les chiffres cités plus haut le prouvent, semble posséder une action préservatrice dans un grand nombre de cas, mais elle n'agit pas toujours, puisque, pour ne citer que cet exemple, nous avons eu deux fillettes revaccinées avec succès, affectées de la rougeole.

La période d'immunité acquise, quand les autres conditions créant l'état de non réceptivité n'agissent pas pour la renforcer et la prolonger, est plus courte qu'on l'enseigne, comme en témoignent la proportion élevée des succès des revaccinations, la fréquence de la récidive des fièvres éruptives et les recherches sur l'action préventive des virus atténués ou des sérums immunisateurs étudiés en ces dernières années. L'état réfractaire n'est pas seulement produit par la vaccination ou par l'imprégnation morbide antérieure ; il est conféré surtout par les diverses conditions générales, locales et individuelles aussi bien que par les moyens mis à notre disposition par la science de l'hygiène s'appuyant sur la physiologie. Aussi, quand nous proposons de recourir à la vaccine comme méthode de prophylaxie générale, il est entendu que nous reconnaissons avant tout la supériorité des mesures destinées à assurer l'hygiène publique et privée.

L'influence préservatrice de la vaccine ne se fait sentir que lorsque celle-ci a achevé son évolution. Pendant la période de développement, si l'individu offre quelque point de moindre résistance et vit au milieu de conditions défectueuses, l'organisme peut être envahi par les germes pathogènes, qui, s'associant au vaccin inoculé par mesure préventive, peuvent engendrer des affections plus ou moins graves, comme nous en avons déjà observé quelques exemples. Nous pourrions peut-être trouver dans ce phénomène, en dehors d'autres causes, l'explication de l'éclosion de maladies infectieuses chez quelques-uns de nos revaccinés.

En tout cas, dans les limites encore peu définies assignées au pouvoir tutélaire de la vaccination par le cow-pox, la vaccine jouit d'une action évidente, comme on peut s'en convaincre par ce qui s'est produit en 1892 et en 1894-95 dans l'école maternelle.

En 1892, cette école était ravagée par les maladies infectieuses ; seuls les enfants revaccinés demeurèrent complètement indemnes. En 1894-95, aucun enfant de l'asile n'ayant été revacciné, nous avons relevé plus de 121.60 % de maladies sans distinction de nature et près de 89 % de maladies infectieuses. Dans les écoles, dont les élèves ont été en partie revaccinés, les résultats ont été beaucoup plus favorables.

Les enfants revaccinés sans succès peuvent être considérés comme jouissant de l'immunité dans les mêmes conditions que les revaccinés avec succès. Cependant l'insuccès de l'opération préventive ne constitue pas une garantie de l'état de non réceptivité. On pourrait en effet mentionner d'assez nombreux cas d'enfants revaccinés sans résultat positif qui, peu de temps après, ont pris la variole.

Un grand nombre des enfants revaccinés sans succès ou non revaccinés en novembre 1894 avaient été soumis à l'opération préventive, l'année précédente, lors de l'épidémie de variole, et par conséquent se trouvaient encore sous l'influence plus ou moins immédiate de la vaccine. Il n'est donc pas étonnant que nous ayons eu à constater quelques résultats plus ou moins contradictoires.

Pour terminer, nous poserons les conclusions suivantes qui résument toute cette discussion :

1° Dans nos quatre écoles, considérant l'ensemble des maladies sans distinction de leur nature, les 156 revaccinés avec succès ont donné : 26.92 %, les 476 revaccinés sans succès : 28.15 % et les 944 non revaccinés : 53.49 % de maladies.

2° Dans les mêmes écoles, la proportion des maladies infectieuses ou supposées telles a été de : 1.536 % pour les revaccinés avec succès, de 1.409 % pour les revaccinés sans succès, de 4.626 % pour les non revaccinés.

3° Dans les trois écoles, où les élèves ont été en partie revaccinés, les résultats ont été les suivants : 156 revaccinés avec succès : 12.17 : %, 476 revaccinés sans succès : 12,18 %, 694 non revaccinés : 21.18 % de maladies infectieuses. Cette proportion s'est élevée à 88.80 % dans l'école maternelle, dont aucun élève n'a subi la revaccination.

4° Comparant les enfants revaccinés, quel que soit le résultat de l'inoculation préventive, avec les non revaccinés, ceux-là ont donné 12.175 % de maladies infectieuses ; ceux-ci 21.18 %, et 54.99 % en y ajoutant les non revaccinés de l'asile.

En résumé, les sujets revaccinés donnent environ deux fois moins de maladies, sans distinction de nature, que les non revaccinés et environ quatre fois moins de maladies infectieuses. La proportion des maladies chez les individus revaccinés sans succès est un peu plus élevée que chez ceux qui ont été revaccinés avec succès.

Aussi, tout en reconnaissant que l'action prophylactique de la vaccine n'est ni absolue, ni constante et qu'elle a une durée moins longue qu'on l'admet en général, les résultats de nos enquêtes sont tout en faveur de la méthode préventive que nous proposons d'utiliser concurremment avec la stricte application des règles de l'hygiène publique et privée. Nous ne saurions donc trop engager nos collègues à poursuivre des recherches dans ce sens et à pratiquer la revaccination, surtout dans les agglomérations scolaires, à des intervalles plus rapprochés que ceux prescrits par les règlements administratifs. Nous pouvons, en tout cas, témoigner de la parfaite innocuité d'un procédé expérimenté depuis un siècle et dont Jenner le premier avait prévu les effets prophylactiques généraux.

VII

La vaccine, objectent nos collègues (1), n'empêche pas l'éclosion des maladies infectieuses et chaque jour des individus, récemment vaccinés ou revaccinés, sont frappés par la coqueluche, par la rougeole, etc. Nous reconnaissons ces faits, qui prouvent, non pas que la vaccine reste inefficace comme méthode prophylactique générale, mais que seule elle est tout simplement incapable à assurer par elle-même l'immunité contre les diverses maladies.

Nous avons montré que, sur 100 revaccinations, 52 %, au moins étaient suivies de succès (2), et que cette proportion est encore au-dessous de la vérité, à en juger par ce qui se passe en Allemagne, où la revaccination réussit dans 89 % des cas (3). Au Congrès international d'hygiène et de démographie (Paris, 1889), le docteur Layet, de Bordeaux, déclarait qu'à partir de six ans 60 % des enfants vaccinés sont, d'après ses statistiques, revaccinables, et les 40 % restant le sont les années suivantes. En réalité la proportion des succès n'est pas loin de représenter au moins les trois quarts des cas de revaccination, et l'immunité procurée par la vaccine n'étant pas durable, l'imprégnation morbide doit être fréquemment renouvelée pour conserver sa puissance tutélaire. C'est pourquoi, lors de ce même Congrès, le docteur Hirtz, de Paris, proposait de revacciner les enfants à trois, à six, à neuf ans. Mais on est en droit d'aller plus loin : certains sujets, plus prédisposés à l'absorption des divers germes pathogènes, ne sont pas protégés par une vaccination même très récente. En effet, les cas de contamination, malgré la vaccine, ne sont pas rares et un grand nombre de médecins ont pu constater l'extrême brièveté de la

(1) Nous avions déjà répondu aux objections de nos confrères dans une note sur la vaccination et l'immunité parue dans les *Bull. et Mém. de la Société de méd. pratique*, 1891, p. 63-72.

(2) Jasiewicz et Dubousquet : Quelques réflexions à propos des revaccinations pratiquées dans les écoles communales de Saint-Ouen. (*Ibid.*, 1890, p. 1013-1018) ; Jasiewicz : Vaccination et revaccination. (*Ibid.*, 1890, p. 1349-1351.)

(3) Gillet de Grandmont : Berlin au point de vue de l'hygiène et de la médecine. (*Ibid.*, 1890, p. 1374.)

période d'immunité. Le docteur Dignat, entre autres, nous a rapporté quelques cas intéressants (1) ; nous avons signalé plusieurs exemples semblables et la statistique, présentée par M. Hirtz au Congrès de 1889, est de nature à lever tous les doutes : ce médecin a cité 323 cas de variole chez des enfants âgés de un à deux ans, 301 chez des sujets de deux à cinq ans, 254 chez des individus de cinq à quinze ans, tous vaccinés et atteints de variole bénigne, il est vrai, discrète. Sur 400 cas de variole observés à Fourchambault, le docteur Ch. Pigeon en avait trouvé 350 environ, chez des personnes, parmi lesquelles de tout jeunes enfants vaccinés. Il ne serait pas difficile de multiplier les exemples.

Mais la variole elle-même ne protège pas contre une seconde atteinte de la maladie : nous nous contenterons de mentionner l'observation, rapportée il y a un instant par M. de Beauvais, d'un enfant affecté d'une variole grave, une année après une première atteinte de cette même maladie (2).

Ces considérations sur la brièveté de la durée de l'immunité conférée par la vaccine et même par la variole ne perdent rien de leur valeur, si nous les étendons à l'étude des fièvres exanthématiques. L'immunité acquise par une première atteinte de la rougeole, de la scarlatine, etc., n'est pas plus durable. La littérature médicale abonde en observations de récidive de ces maladies, et, sans chercher bien loin, il nous suffira de rappeler les faits présentés ici par MM. Duchesne, Dignat, Tolédano, Caron de la Carrière, Ducor, Millée, Ramonat, de Beauvais, Diamantberger, Bouffé, etc. (3).

D'autre part, nous ne devons pas oublier que si ces récidives, cependant assez fréquentes, paraissent constituer des exceptions, cela peut dépendre en partie de la contamination antérieure qui a conféré une immunité relative, mais aussi cela dépend de ce que nous ne sommes pas toujours appelés à revoir les mêmes malades.

Enfin les diverses circonstances modificatrices, parmi lesquelles l'âge joue un des premiers rôles, ont pour résultat, lorsque les tissus deviennent le siège d'une nouvelle imprégnation morbide, de produire des réactions différentes suivant les conditions propres à chaque sujet, qui se trouve ainsi frappé par telle ou telle maladie en apparence différente, sans que nous soyons en droit de diagnostiquer une affection d'une autre nature ou d'affirmer la prolongation de l'immunité acquise contre les germes dont l'organisme a reçu l'empreinte antérieure.

Aussi, lorsque nous proposons d'utiliser la vaccine comme moyen prophylactique, non plus seulement contre la variole, mais

(1) *Bulletins et Mémoires de la Société de médecine pratique*, 15 septembre 1890, p. 1019.

(2) Séance du 20 juin, de la Société de médecine et de chirurgie pratiques.

(3) *Bulletins et Mémoires de la Société de médecine et chirurgie pratiques*, 1892, p. 42, 44-46, 172, 175-179.

encore contre la coqueluche, la rougeole, la scarlatine, la grippe, etc., il ne faut pas que les praticiens se laissent arrêter dans leur tentative par cette considération que, les enfants en puissance de vaccination récente prenant quand même une de ces maladies, la vaccine est et doit rester inefficace. En tout cas, comme nous en avons cité plusieurs exemples, si l'inoculation vaccinale ne réussit pas à empêcher l'éclosion du mal, elle agira comme moyen d'atténuation et même de guérison (1).

D'ailleurs, depuis nos précédentes communications, plusieurs savants ont apporté des faits à l'appui de notre manière de voir, et les observations de Cherubino Peza, de Goldschmidt, etc., comme celles de Jenner, rédigées sans parti pris, sans idée préconçue, corroborent notre théorie, prouvent qu'il n'est pas si paradoxal de proposer la pratique de la revaccination pour mettre obstacle au développement dans l'organisme des maladies infectieuses.

La vaccine, nous ne le nions pas, ne constitue pas un moyen prophylactique constamment efficace contre les diverses affections zymotiques ; mais est-il logique d'exiger de cette méthode, pour agir contre la coqueluche, la rougeole, etc., une puissance qu'elle est loin de posséder, dans bien des cas, contre la variole elle-même ? Est-il étonnant que des enfants, insuffisamment garantis contre cette fièvre éruptive par l'inoculation préventive du cow-pox, ne le soient pas davantage contre les autres exanthèmes ?

Les objections présentées contre notre thèse s'appliquent en effet tout aussi bien à l'action de la vaccine sur la variole, et, si nous admettions comme une règle les faits nombreux qui ont été signalés, ce n'est pas à l'inefficacité de la vaccine contre les différentes maladies infectieuses que nous devrions conclure, mais à son inefficacité absolue, puisque, dans bien des circonstances, elle ne protège même pas les sujets contre la variole.

D'autre part, comme nous avons eu soin de le déclarer, la vaccine seule ne peut conférer l'immunité. Celle-ci reconnaît d'autres causes que la modification des cellules par les matières vaccinales empêchantes ; elle dépend aussi de l'espèce, de la race, de l'individu, de l'âge, des diverses circonstances ambiantes, locales et générales comme l'enseignent les auteurs qui se sont occupés de cette question, (Bouchard, Pasteur, etc.). Il importe donc de recourir à toutes les ressources possibles pour placer l'organisme dans de bonnes conditions, si nous ne voulons pas assister au réveil d'épidémies terribles, comme l'épidémie de variole qui a décimé les parisiens pendant le siège de 1870-1871.

« On vaccine d'une façon régulière et générale depuis longtemps, s'écriait alors Tardieu en pleine Académie de médecine, et, ne craignons pas de l'avouer, malgré tous nos efforts, l'épidémie suit sa marche ascendante en se riant de la vaccine. Nous avons beau dire qu'elle est le remède souverain, le chiffre de plus en

(1) Loc. cit.

plus fort des décès de chaque semaine proclame le contraire. » C'est que la vaccine ne suffisait pas à des organismes débilités par la faim et démoralisés par la défaite ; il leur fallait et la victoire et du pain !

En effet, dans certaines circonstances, les individus sont tellement affaiblis par les conditions individuelles et par les *circumfusa*, que la porte demeure largement ouverte à toutes les infections. Alors, il n'y a plus de vaccine qui tienne, car la vaccine ne confère une immunité durable que si les autres causes, capables d'augmenter la résistance organique, ne cessent pas d'agir. Cela est vrai pour l'immunité naturelle, comme pour l'immunité acquise.

Et puis, pouvons-nous expliquer toujours les phénomènes dont nous sommes les témoins ? Qui nous dira la cause de la recrudescence de la variole en 1893-94, malgré le soin avec lequel la revaccination est pratiquée à Paris ? Pourquoi, en 1895, alors que les autres maladies infectieuses faisaient moins de victimes que les années précédentes, la scarlatine au contraire et surtout la coqueluche ont frappé un plus grand nombre de sujets ? Génie épidémique, répondrons-nous, afin de dissimuler notre ignorance !

Quoi qu'il en soit, un point ressort de cette rapide esquisse : la brièveté de la durée de l'immunité. L'observation clinique nous avait déjà amenés à cette conclusion (1), que les bactériologues ont confirmés par leurs recherches. Les expériences les plus récentes prouvent en effet, comme nous l'avons déjà rappelé, que les virus atténués, les sérums immunisateurs ne procurent qu'une immunité temporaire, d'une durée à peine de quelques semaines, ne se prolongeant que grâce à une nouvelle vaccination de l'individu.

Aussi, en présence de tous ces faits, on se demande ce que devient l'immunité dans ces cas si nombreux qu'au lieu de constituer l'exception ils forment la règle ! La conclusion ne s'impose-t-elle pas ? Certes, oui ! Mais il faut l'interpréter pour en tirer une leçon pratique et tenter ce que nous avons conseillé maintes fois, c'est-à-dire, à l'exemple des microbiologues, renouveler fréquemment la source de l'immunité, qui, si les autres conditions individuelles et générales ne la prolongent pas, reste essentiellement transitoire chez la plupart des individus, fugace même chez quelques-uns.

Les objections de nos confrères ne détruisent donc en rien notre appréciation sur le rôle de la vaccine comme méthode de prophylaxie générale et nous espérons que de nouvelles expériences viendront confirmer les faits curieux plusieurs fois déjà constatés par nous dans les écoles communales soumises à notre inspection médicale.

(1) Jasiewicz : Considérations sur les causes de l'immunité acquise, Paris, 1889. Chez A. Reiff.

Clermont (Oise). — Imprimerie Daix frères, 3, place Saint-André.

www.ingramcontent.com/pod-product-compliance
Lightning Source LLC
LaVergne TN
LVHW052039160826
845678LV00003B/1434

* 9 7 8 2 3 2 9 6 3 2 1 8 6 *